I0077074

DES MESURES SANITAIRES

ET DES

MOYENS PRÉVENTIFS

NÉCESSITÉS PAR

LE DALTONISME

CONFÉRENCE

FAITE LE 15 MARS 1878

Dans la Chaire de M. le Professeur ROLLET à la Faculté
de Médecine de Lyon,

PAR LE Dᴿ A. FAVRE

Médecin consultant de la Compagnie Paris-Lyon-Méditerranée

PARIS

G. MASSON, ÉDITEUR

LIBRAIRE DE L'ACADÉMIE DE MÉDECINE

120, Boulevard St-Germain, 120

1878

DES MESURES SANITAIRES

ET DES

MOYENS PRÉVENTIFS

NÉCESSITÉS PAR

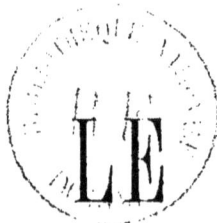

LE DALTONISME

CONFÉRENCE

FAITE LE 15 MARS 1878

Dans la Chaire de M. le Professeur ROLLET, à la Faculté de Médecine de Lyon,

PAR LE Dᴿ A. FAVRE

Médecin consultant de la Compagnie Paris-Lyon-Méditerranée

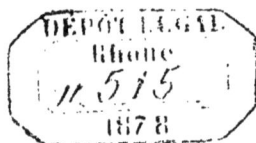

DÉPÔT LÉGAL
Rhône
n. 515
1878

PARIS

G. MASSON, ÉDITEUR

LIBRAIRE DE L'ACADÉMIE DE MÉDECINE

120, BOULEVARD ST-GERMAIN, 120

1878

177/88
Id 459

S 152 085

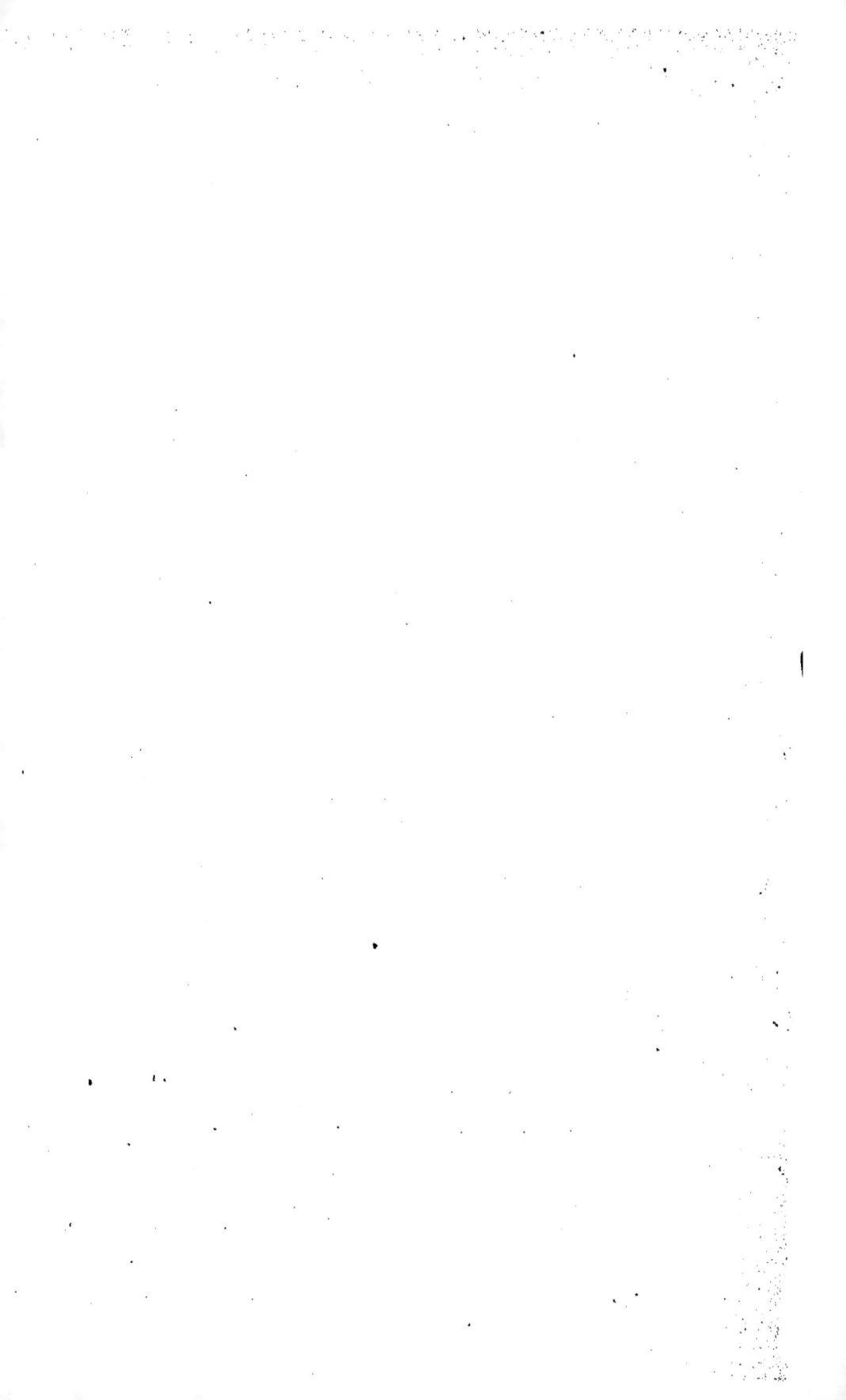

DES MESURES SANITAIRES

ET DES

MOYENS PRÉVENTIFS

NÉCESSITÉS PAR

LE DALTONISME

MESSIEURS,

Avant d'exposer quelques-uns des rapports que la fausse appréciation des couleurs peut avoir avec l'enseignement de l'hygiène, permettez-moi de remercier mon très-savant confrère, M. le professeur Rollet, de l'honneur qu'il m'a fait en me donnant ici la parole aujourd'hui.

La fausse appréciation des couleurs a dû affecter de tout temps un grand nombre de personnes, et il y a lieu de croire que les expressions : *avoir la bérlue, ne voir que du bleu*, ont pu servir à la désigner. Ce n'est, toutefois, que depuis la fin du siècle dernier que l'attention fut portée sur cette maladie en Angleterre, en 1777, par Huddart, en France, en 1779, par Rosier, et enfin en Angleterre, par Dalton, en 1789.

Je n'entreprendrai pas de faire devant vous l'historique du daltonisme ; cette affection a déjà donné lieu à la publication d'un très-grand nombre de travaux, et vous ne serez pas surpris de ce fait si je parviens à vous faire apprécier les circonstances dans lesquelles il est indispensable d'avoir un sens chromatique normal.

En quoi consiste un sens chromatique normal, ou mieux quel est le minimum de notion des couleurs qu'il faut avoir? Il faut s'en rapporter au spectre solaire. Il faudrait donc, pour avoir un sens chromatique normal, distinguer très-bien *le violet, l'indigo, le bleu, le vert, le jaune, l'orangé et le rouge;* mais j'ai remarqué depuis longtemps qu'un très-grand nombre de personnes qui sont douées d'un sens chromatique juste, mais seulement inexercé, confondent absolument le *bleu* avec l'*indigo*, l'*orangé* avec le *jaune* ou le *rouge*, et qu'il suffit en général d'appeler l'attention de ces personnes sur une telle erreur pour la faire cesser. J'ai donc réduit d'une manière tout à fait arbitraire, mais utile pour la pratique en ce moment, le nombre des couleurs élémentaires à cinq; c'est là un minimum bien inférieur, et sans doute plus tard pourra-t-on l'élever à 12, 20, ou 72, suivant Chevreul.

Lorsque je dois explorer le sens chromatique d'une personne, j'admets qu'il est normal si cette personne me donne la preuve qu'elle distingue bien chacune de ces cinq couleurs prise isolément.

Le sens des couleurs présente chez les divers individus de grandes différences d'aptitude, ces différences peuvent être souvent attribuées à une disposition héréditaire, mais il est de toute évidence que l'exercice a dans la formation du sens chromatique une très-grande influence (1).

Si nous convenons de la nécessité de compter cinq couleurs élémentaires, il s'agit de savoir dans quelles proportions se

---

(1) Si les différences imputables aux dispositions héréditaires pouvaient être évaluées : : 1 : 10, peut-être devrait-on chiffrer les différences provenant de l'exercice : : 1 : 1,000.

trouvent ceux qui ne perçoivent pas ces couleurs ou qui ne les dénomment pas comme la plupart des personnes.

L'on a depuis longtemps reconnu que les femmes ont pour l'appréciation des couleurs une supériorité sur les hommes, en Europe du moins, et tandis que les relevés statistiques pour les hommes adultes vont de 5 à 30 0/0, chez les femmes la proportion indiquée est de moins de 1 à 3 ou 4 0/0.

La statistique fournie par le professeur Dor a donné la preuve de cette différence. J'ai moi-même établi que dès l'âge de huit ans les personnes du sexe féminin montrent sur celles du sexe masculin une très-grande supériorité qu'elles conservent jusqu'à la fin de la vie ; mais les proportions relevées ont présenté de grands écarts suivant les pays, suivant les habitudes, les professions des personnes examinées et suivant les procédés d'examen.

La couleur est souvent un caractère important des objets ; il est rare qu'elle ne serve pas à une désignation spéciale ; aussi dans presque toutes les professions est-il indispensable ou très-utile de bien distinguer les couleurs, mais dans quelques-unes les défauts du sens chromatique peuvent avoir des conséquences désastreuses ou très-préjudiciables ; je ne m'occuperai que de ces dernières professions aujourd'hui.

I

CHEMINS DE FER

L'on fait usage sur les chemins de fer français de signaux colorés représentés par des signaux fixes et par des signaux à main.

Les signaux fixes sont disposés le long des voies dans le voisinage des gares, des bifurcations, dans tous les points où des obstacles à la circulation peuvent se rencontrer fréquemment.

Les trains en marche portent des signaux colorés. Les signaux à main sont confiés à la plupart des employés du service actif. L'usage des signaux est réglé par des ordres très-précis, et les agents sont interrogés périodiquement sur l'emploi qu'ils en doivent faire.

Les précautions, ainsi que j'ai eu déjà l'occasion de le dire, sont prises de telle sorte qu'il est rare que la marche des trains ne soit pas protégée de plusieurs manières contre un danger possible.

Pour apprécier la valeur de ces signaux il faut être à même de distinguer *sans hésitation*, le jour et la nuit, les couleurs et de les reconnaître quelquefois à une grande distance.

Tous les agents du chemin de fer doivent obéissance aux signaux, mais plus particulièrement les mécaniciens et les chauffeurs, les conducteurs-chefs et les conducteurs, les aiguilleurs, les gardiens de sémaphores, les gardes-barrières, les gardes-ligne, les poseurs de rails, presque tous les agents des gares.

Les couleurs des signaux n'ont pas toutes la même importance : le *rouge* commande l'arrêt immédiat des trains et des machines ; le *vert* le ralentissement ; l'absence de signal ou le feu *blanc* indique la voie libre.

Le signal *jaune* usité pour le service intérieur des gares ou des dépôts de locomotives est d'une grande importance, mais il n'intéresse pas d'une manière particulière le public.

Les disques *bleus*, les feux *bleus* sont pour le service spécial des aiguilleurs un supplément du signal *rouge*. Le feu *bleu* sert aussi à montrer que les disques avancés sont en bonne position après le passage des trains.

Le jour les signaux sont représentés par des drapeaux *rouges* et *verts*, des disques *rouges, verts, bleus* ou *jaunes*, des sémaphores dont les bras sont peints en *rouge*, par la traverse d'avant des locomotives qui est aussi peinte en *rouge*.

La nuit un grand nombre d'agents sont munis de la lanterne réglementaire qui peut donner à volonté un feu *rouge*, *vert* ou *blanc*. Les mécaniciens sont toujours munis d'une lanterne à feu *rouge*. Les sémaphores peuvent donner à volonté un feu *rouge*, *vert* ou *blanc*. Les disques avancés qui servent à protéger les gares peuvent donner un feu *rouge*, *blanc* ou *bleu*.

Les signaux *bleus* ou *jaunes* donnent la nuit des feux *bleus* et *jaunes*.

Les trains portent à l'avant deux lanternes à feu *blanc*, à l'arrière trois lanternes à feu *rouge*. Les agents des trains ont toujours à leur disposition les drapeaux et la lanterne réglementaires.

Les trains spéciaux ou supplémentaires sont annoncés par le train régulier qui les précède à l'aide d'une lanterne ou d'un drapeau de couleur placés à l'arrière ; ainsi le drapeau *vert* ou la lanterne *verte* prenant la place de l'une des lanternes *rouges* de l'arrière du train en marche, fait connaître aux poseurs de rails, aux gardes-barrières, aux gardes-ligne, aux agents des petites gares une modification importante dans le mouvement des trains.

Toutes ces circonstances sont connues par les agents qui sont renseignés par des règlements rédigés d'une manière très-claire et très-précise, et mis en garde contre toutes les éventualités qui peuvent se présenter.

Les précautions sont admirablement prises, mais les ordres sur les signaux supposent chez les agents la notion exacte des couleurs.

George Wilson venait de commencer la publication de ses travaux, Potton publiait en 1854 son intéressant mémoire sur le daltonisme, lorsque je fus chargé du service médical du chemin de fer de Lyon à la Méditerranée. Il me fut très-facile grâce à mes bons rapports avec les différents chefs de service, de me rendre exactement compte de l'importance des signaux colorés.

Ma première impression fut qu'il fallait renoncer tout à fait à leur usage, mais il me fut démontré qu'ils simplifient beaucoup le service, que si l'on évite l'intervention des daltoniens ils contribuent pour une grande part à la sécurité du mouvement, et que nul moyen de communication entre les agents des voies et des gares, avec ceux des trains en marche ne peut leur être comparé ; je n'excepte pas les divers appareils très-ingénieux d'avertissement par l'électricité, lesquels jusqu'à présent n'ont pu recevoir une application générale, soit à cause du prix élevé de leur installation, soit surtout à cause de la facilité avec laquelle leur fonctionnement est compromis.

Il fallait donc puisque les signaux colorés devaient être conservés éliminer les daltoniens du service actif des voies ferrées, en réformant les agents affectés et en refusant le certificat d'aptitude corporelle aux candidats atteints de chromatopseudopsie.

En conséquence, je pratiquai immédiatement la visite des couleurs à chaque nouvelle admission ; mais la visite des agents déjà commissionnés ne put être faite que plus tard, et je dois dire qu'elle ne s'est pas effectuée toujours dans de bonnes conditions, soit que les personnes qui peuvent provoquer ou autoriser cette visite, n'aient pas admis son opportunité, soit que les difficultés qu'entraîne l'introduction d'une nouvelle mesure applicable à un grand nombre de personnes, n'aient pas été appréciées d'une manière exacte.

J'instituai donc, dès 1855, dans le service qui m'était confié la visite des couleurs. Je ne m'attendais pas à rencontrer autant de daltoniens que j'en trouvai ; ils étaient en si grand

nombre qu'il me parût être impossible de les refuser tous,
parce que justement je reconnus que la plupart de ceux qui
présentaient des erreurs avaient certainement un sens chromatique faible, mais qu'ils étaient surtout dans cet état par
défaut d'exercice.

Il fallait, cependant, refuser tous ceux qui présentaient
des erreurs ou de l'hésitation sur *le rouge*, c'est ce que je fis,
en indiquant toutefois les erreurs que les candidats offraient
sur les autres couleurs. En même temps, je pouvais constater
qu'un grand nombre de candidats qui présentaient à la première
visite de l'hésitation et des erreurs pouvaient ensuite par un
exercice de courte durée subir d'une manière correcte les
épreuves auxquelles je les soumettais. Il s'agissait de distinguer
si les individus que la première épreuve sur les couleurs fondamentales trouvait en défaut, étaient dangereux pour le service
des chemins de fer.

A cette époque j'étais, je crois, le seul à réformer pour le
daltonisme, et il fallait savoir si j'avais le droit de fermer la
carrière même à des jeunes gens qui s'étaient adonnés à des
études spéciales en vue des emplois des chemins de fer. D'accord
avec les chefs de service, je me bornai donc à exclure pour les
erreurs ou les hésitations sur *le rouge ;* mais cette mesure dès
lors ne me paraissait pas suffisante et les examens périodiques
devaient suppléer au manque de rigueur que je pouvais me
reprocher.

Nommé en 1856 au chemin de fer de Paris à Lyon, il ne me
fut pas difficile de faire partager mon opinion sur le daltonisme
par le chef du service médical de cette ligne, et l'achroma-
topsie fut inscrite sur la liste des causes d'incapacité de service
actif dès 1857.

Je n'examinerai pas aujourd'hui les divers procédés employés
pour reconnaître le daltonisme, j'ai fait cette étude hier même
à la clinique ophtalmologique de M. le professeur Gayet.

Dans les examens il ne faut pas perdre de vue les conditions dans lesquelles les employés du service actif des chemins de fer doivent se trouver ; ainsi, faudrait-il les examiner de jour et de nuit, de près et à distance, et reproduire autant que possible les diverses situations où ils doivent fonctionner. De nombreuses expériences comparatives m'ont permis de constater que le plus souvent ceux qui voient et dénomment bien les couleurs le jour, les distinguent aussi très-bien la nuit ; j'ai pu voir également que les daltoniens gravement affectés présentent aux feux colorés et aux examens subis le jour à peu près les mêmes erreurs.

Il ne serait pas vrai de dire que les chances d'accidents sont en raison du nombre des daltoniens employés sur les voies ferrées et cela par plusieurs raisons : En premier lieu prenons pour exemple un train en marche et supposons que le signal *rouge* lui soit présenté ; ce signal sera vu non seulement par le mécanicien dont le rôle est de beaucoup le plus important, mais par le chauffeur qui doit serrer le frein, et par le conducteur d'avant qui doit aussi manœuvrer un frein et sonner la cloche de la locomotive ; il arrivera que si le mécanicien confond le *rouge* avec le *vert* ou avec le feu *blanc,* s'il ne ferme pas son régulateur, le chauffeur et le conducteur-chef le rappelleront à son devoir.

Permettez-moi de citer un fait qui s'est produit à la gare de la Guillotière en 1855. M. Enfantin, alors inspecteur, se trouvait sur une locomotive isolée et en marche lorsque le signal *rouge* ayant été montré, la machine continuait à courir ; M. Enfantin interpella le mécanicien, celui-ci répondit : « c'est le *vert,* » « c'est le *rouge* arrêtez » répliqua l'inspecteur et le mécanicien obéit. Il s'agirait de savoir si ce mécanicien aurait eu les mêmes égards en présence de l'avertissement d'un subordonné.

Les erreurs des daltoniens peuvent donc être redressées par

les personnes qui les accompagnent ; l'on cite même un ingé-
nieur de traction qui ayant débuté comme mécanicien sur une
ligne d'un pays voisin parvint aux plus hauts grades de son
emploi avec un daltonisme très-prononcé. Il avait le bon esprit
de s'en rapporter à son chauffeur pour l'appréciation des
signaux, et il put malgré son infirmité fournir très-honorable-
ment une longue carrière sans accident. L'on doit toutefois
objecter que des circonstances peuvent se présenter où le
daltonien soit entièrement livré à ses propres ressources, et
le hasard peut réunir plusieurs daltoniens sur le même train ;
alors quels malheurs ne peuvent-ils pas résulter d'une fausse
interprétation des signaux.

L'on ne peut, il est vrai, dans l'exploitation des chemins de
fer citer qu'un très-petit nombre de sinistres imputables à la
fausse appréciation des couleurs, il n'en est pas moins vrai que
l'on doit supposer que chaque daltonien peut devenir à un
moment donné cause d'un accident très-grave. J'ai vu plusieurs
fois et Holmgren cite des exemples de ce genre, des agents
confondre le *rouge* et le *vert* et ne point se tromper dans l'appréciation des signaux de jour et de nuit.

Comment peut-on expliquer ce fait ? Holmgren pense que la
différence s'établit par la comparaison que les malades ont
faite un grand nombre de fois entre les drapeaux et les lanternes, et que loin d'apprécier les différences dans les couleurs
ils voient seulement une différence dans l'intensité de la
lumière, c'est-à-dire qu'ils voient le *vert* par exemple plus clair
que le *rouge*. Il faut tenir compte aussi de certaines circonstances accessoires qui se rencontrent en même temps que la
nécessité de présenter au train le signal d'arrêt ; ce sont des
réparations entreprises sur les voies au vu et au su de tous les
agents, c'est un retard connu dans la marche de tel ou tel
train, c'est le voisinage des gares dont les agents peuvent se
rendre compte suivant les heures.

Je dois ajouter qu'en général le signal d'arrêt se fait de telle sorte que ceux qui doivent en tenir compte ont le temps de réfléchir et même de se concerter. Je suis loin de vouloir diminuer l'importance de la visite d'admission, je devais cependant tâcher d'expliquer comment il a pu se faire que les accidents imputables aux daltoniens aient été si rares sur les voies ferrées, lors même que jusqu'à ces derniers temps la visite d'élimination n'ait été faite que d'une manière tout à fait exceptionnelle.

Les obstacles à la mise en pratique des mesures sanitaires que j'ai dès l'année 1855 appliquées régulièrement, ont été très-nombreux. L'on a pu dire que si des daltoniens se trouvaient chargés d'un service se rapportant aux signaux, l'on ne tarderait pas à s'apercevoir de leur infirmité, que d'ailleurs, un agent dont le sens chromatique serait très-défectueux ne voudrait pas continuer un service qui l'exposerait à des accidents graves et qui mettrait constamment sa responsabilité en péril. C'est là même je crois l'une de principales objections que l'on fit à George Wilson lorsqu'il proposa le contrôle du sens chromatique vers 1854 ou 1855.

C'est dans ce sens que me répondit le docteur Milner, de Londres, que j'avais interrogé à ce sujet en 1870. Le docteur Milner disait que la visite des couleurs ne se faisait point sur les chemins anglais parce que si l'infirmité en question existait chez un agent, elle ne pourrait pas passer inaperçue, et que d'ailleurs les postes importants des chemins de fer étaient confiés en général à des fils d'anciens employés, élevés près de leurs parents et depuis longtemps mis à l'épreuve avant le moment où ils devaient avoir la charge d'un emploi difficile ; mais je dois dire que dans l'ancien personnel de la gare de Perrache, j'ai trouvé des daltoniens dans tous les emplois et dans les postes les plus périlleux. Il est vrai que quelques-uns de ces daltoniens qui se trompaient souvent sur les couleurs représentés par des écheveaux de laine, par des papiers colorés, des étoffes, étaient tellement familiarisés avec les signaux qu'ils étaient parvenus à les reconnaître sans la moindre hésitation. Faut-il espérer que les daltoniens gravement affectés, quand ils connaîtront d'une manière exacte la responsabilité qui pèse sur eux, demanderont à changer d'emploi ? Je n'ai pas observé ce cas, mais il s'est présenté dans deux sections voisines de la mienne, à Givors, où le docteur Petit après avoir examiné sur sa demande un aiguilleur qui confondait le *rouge*, le *vert* et le *blanc*, obtint le changement d'emploi de cet agent, et à Villefranche où le docteur Lassalle père, dût réclamer également une mesure semblable en faveur d'un agent qui vint à lui et lui dit qu'il voyait le *blanc*, *noir* et le *rouge*, *vert*. Il ne faut pas compter sur une telle initiative de la part des daltoniens, je n'en connais pas d'autre exemple.

La réforme pour *le rouge* est insuffisante. Il faut réclamer des mécaniciens et des chauffeurs, des conducteurs-chefs et des conducteurs, des aiguilleurs, des gardes-ligne, des gardes-barrières, des gardiens de sémaphores et des agents spéciaux des gares, la notion exacte du *rouge*, du *vert*, du *jaune* et du *bleu*; pour tous les autres agents du service actif la notion du *rouge* est un minimum de rigueur.

J'ai démontré que l'intégrité du sens chromatique peut être compromise par diverses circonstances, et j'ai ébauché l'étude du daltonisme accidentel. J'ai cité plusieurs exemples de fausse appréciation des couleurs survenue à la suite de blessures des yeux ou de la tête, de maladie de longue durée et d'excès de fatigue. L'insolation signalée par Caffarena, de Toulon, l'ingestion de différentes substances et certaines maladies des yeux peuvent aussi causer la dyschromatopsie.

J'ai trouvé dans ces cas assez fréquents de nouveaux arguments pour insister en faveur de la visite périodique des couleurs. Cette visite se fait depuis plusieurs années dans les deux sections d'exploitation avec lesquelles je suis en rapport et sur l'ordre des inspecteurs principaux, MM. Enfantin et de Mas.

Elle sera, selon toute apparence, établie sur tout le réseau P.-L.-M., où depuis longtemps, des instructions spéciales émanant de la direction du service médical et des autres directions, ont rappelé la mise en pratique des ordres de service déjà institués.

II

MARINE

L'étude du daltonisme intéresse donc beaucoup l'industrie des chemins de fer, elle est d'une importance incomparablement plus grande pour la marine.

Cette importance ne m'avait pas échappé dès les premières années où je me suis occupé de la dyschromatopsie; je l'avais notée dans un mémoire publié en 1873, et, pendant plusieurs années, j'avais recueilli des renseignements, lorsque le 5 novembre 1875, je présentai à la Société de médecine de Marseille un travail sur la dyschromatopsie dans ses rapports avec la navigation. Ce court mémoire qui résumait d'une manière très-abrégée les notes que j'avais prises et les témoignages que j'avais puisés à bonne source, éveilla l'attention des marins, et je parvins à décider un jeune et savant médecin-major de notre-marine qui m'avait obligeamment donné les renseignements les plus précis à traiter lui-même la question du daltonisme dans ses rapports avec la navigation.

Le docteur Féris a successivement publié deux mémoires, en premier lieu, dans les *Archives de la médecine navale* en avril 1876, et récemment en janvier 1878, dans la *Revue maritime et coloniale*.

Ces travaux remarquables font le plus grand honneur à notre confrère ; le dernier lui a valu les félicitations du ministre de la marine sur le rapport de la commission d'examen des travaux des officiers.

Les pavillons servent sur les bâtiments à faire connaître la nationalité du vaisseau, ils servent aussi à faire communiquer les bâtiments entre eux, avec les stations de la côte, les sémaphores et les phares ; une série de pavillons, de trapèzes, de flammes permet à l'aide de dispositions convenues, de transmettre, de donner des ordres sur le bâtiment et au loin.

Si les pavillons peuvent quelquefois être différenciés par leur forme, par la situation des couleurs, le plus souvent, les couleurs constituent leur caractère le plus important.

Une série de pavillons est destinée aux communications internationales ; les feux Coston remplacent la nuit les pavillons, et les feux Coston donnent des flammes *vertes*, *rouges* et *blanches*.

Les pavillons de l'ancienne tactique navale n'empruntaient que le *rouge*, le *jaune*, le *bleu* et le *blanc*.

Le *vert* se trouve sur les pavillons de plusieurs nations ainsi que le *bleu*, le *jaune* et le *rouge* ; le *pourpre*, c'est-à-dire une couleur intermédiaire entre le *violet* et le *rouge* sur quelques pavillons seulement. Le *vert* sert aussi, je crois, pour distinguer les divisions navales. Mais les signaux les plus importants pour la navigation sont les feux de côté des navires, les feux des sémaphores et des phares, ainsi que ceux qui se trouvent sur les jetées et à l'entrée des ports.

D'après les décrets du 2 octobre 1862 et du 26 mai 1869, tous les navires dans l'intervalle du coucher au lever du soleil doivent porter des feux caractéristiques. Ils ont à *tribord* un eu *vert* et à *babord* un feu *rouge* ; ces feux sont pourvus

d'écrans dirigés de l'arrière à l'avant et s'étendant de 90 cen-
timètres en avant de la lumière, de telle façon que le feu *vert*
ne puisse être vu de babord avant et le feu *rouge* de tribord
avant.

Ce sont ces feux qui indiquent pendant la nuit, non-seule-
ment la position du bâtiment, mais même la direction de sa
course.

Et pour éviter les abordages, les diverses marines de
l'Europe ont institué des règles qui peuvent se résumer ainsi :

Lorsque deux navires voient réciproquement leurs deux
feux, ce fait leur indique qu'ils courent l'un sur l'autre direc-
tement ; ils doivent alors venir sur *tribord* et se montrer
mutuellement leur feu *rouge*.

Il doit y avoir crainte de collision lorsqu'un navire voit par
babord le feu *vert* d'un autre navire, ou bien qu'il aperçoit un
feu *rouge* par *tribord*. Au contraire, l'abordage n'est pas
possible lorsqu'un bâtiment voit par *tribord* le feu *vert* d'un
autre, ou un feu *rouge* par *babord* ; en un mot lorsqu'ils se
montrent réciproquement et en même temps soit leurs feux
verts, soit leurs feux *rouges*.

En effet, dans ce cas, leur direction devient parallèle. On
voit, par ce rapide exposé que j'emprunte presque textuelle-
ment au mémoire de Féris, qu'il y aura de fortes présomptions
d'abordage, si l'un des officiers de quart des deux navires qui
se rencontrent, ou même quelques hommes de veille n'ont pas
sur les couleurs des notions certaines.

Féris ne se contente pas d'indiquer les circonstances qui
peuvent occasionner les abordages, il cite des sinistres
maritimes qui, suivant lui, et je partage entièrement son
opinion, ont été causés par le daltonisme ; ainsi, le 14 mai
1869, à quatre heures et demie du matin, le lougre français
Japhet, s'est échoué à deux kilomètres est de Pontuval ; il
avait pris le feu de l'Ile-de-Bas pour celui de l'Ile-Vierge. Or,

le phare de l'Ile-de-Bas est un feu blanc à éclipses de minute en minute, tandis que celui de l'Ile-Vierge est varié de quatre en quatre minutes par des éclats rouges, précédés et suivis de courtes éclipses. Le 19 octobre de la même année, le brick-goëlette suédois *Vesta* fut aussi victime d'une erreur de ce genre, il prit le feu de Gravelines pour celui de Nore-Foreland (Angleterre) et vint s'échouer à quelques kilomètres du port de Gravelines. Et pourtant le feu de Gravelines est un feu fixe *blanc*; celui de Nore-Foreland est un feu fixe *blanc* et *rouge*.

Le 26 janvier 1874, le vapeur anglais *Malvina* s'est échoué sur les récifs de Sourdova, dans la rade de Marseille; il avait pris le feu *vert* de la Joliette pour le feu babord d'un navire venant à sa rencontre. Voilà donc un capitaine qui a pris le feu *vert* d'une jetée pour le feu *rouge* d'un navire. C'est là un cas indiscutable de daltonisme.

On pourrait, dit Féris, recueillir des milliers de faits semblables, j'en ai cité deux sur lesquels, je dois le dire, je n'avais pu me procurer que des renseignements incomplets. J'avais pensé que les sinistres en mer devaient très-rarement provenir des navires de l'Etat, à cause des épreuves auxquelles les officiers sont soumis, du grand nombre même d'officiers qui se trouvent sur chaque bâtiment, des exercices sur les signaux usités dans les écoles des mousses et des timoniers, et j'avais surtout en vue la marine marchande, lorsque j'appelai l'attention sur les dangers de la dyschromatopsie. Mais depuis cette époque (1875), Féris a pu trouver parmi les officiers de vaisseau de l'Etat, trois daltoniens, j'ai pu recueillir des renseignements sur deux, et] en définitive, lorsque le docteur Féris a visité à Lorient ou en mer 764 marins, il a constaté la dyschromatopsie grave ou légère chez presque 10 0/0 d'entre eux.

Nos efforts n'ont abouti que tout récemment à faire accueillir favorablement nos propositions par le ministère de la marine,

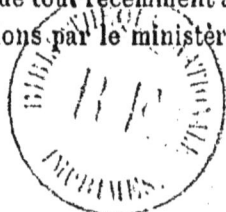

2

et cet heureux résultat doit être rapporté presque ~~entièrement~~
aux deux mémoires de Féris.

Les observations et les recherches du médecin-major de
l'Hamelin auront une influence décisive pour faire introduire
dans la marine française les mesures sanitaires nécessitées
par le daltonisme, et elles auront aussi dans l'histoire de
l'affection qui nous occupe une place à part en dehors même
du soin extrême, avec lequel elles ont été conduites. Il m'appartient de signaler ce mérite particulier. Dans son mémoire
publié en janvier 1878 par la *Revue maritime et coloniale*, le
docteur Féris annonce *la guérison complète des 19 marins plus
ou moins affectés de dyschromatopsie qu'il avait trouvés sur
l'aviso l'Hamelin ;* et ces faits dont quelques-uns sont relatés
avec détail sont les premiers cas de daltonisme traités par
l'exercice méthodique chez les adultes, qui aient été publiés
jusqu'à ce jour. Ils confirment entièrement les assertions que
j'ai émises à ce sujet et les observations que j'ai notées chez
les enfants et chez les adultes. Féris appelle en outre l'attention sur le choix des verres de couleur pour les feux de côté
des navires et les phares. S'appuyant sur les résultats des
divers examens qu'il a faits, il propose d'adopter le *rouge* de
saturne et le *vert bleu.* Les conclusions émises par Féris à la
fin de ses deux mémoires se rapportent à celles que j'avais
adoptées, mais sa formule présente sur la mienne l'avan-
tage d'indiquer d'une manière plus précise les précautions
spéciales à prendre vis-à-vis des marins.

Un ancien médecin en chef de la marine, M. Fonsagrives,
professeur à la Faculté de médecine de Montpellier, dans son
Traité d'hygiène maritime à l'article « Recrutement de l'homme
de mer » conseille la visite des couleurs et applaudit à notre
initiative. M. Caffarena, fils d'armateur, avocat au barreau de
Toulon, a eu souvent à plaider des procès d'abordage et s'occupe volontiers des questions maritimes d'intérêt général.

Dans un de ces derniers ouvrages publiés en 1876, ce philanthrope examine les différentes causes d'abordage, indique la difficulté, l'impossibilité même signalée par beaucoup de marins de distinguer par un temps brumeux le *vert* du *blanc*. D'après les règlements, les feux de côté *rouge* et *vert* doivent être vus à une distance d'au moins 3,700 mètres par une nuit sombre et une atmosphère non brumeuse, or, il est démontré par la pratique, tous les marins sont d'accord sur ce point, qu'à la distance de 16 à 1,800 mètres, seulement par un temps ordinaire et une atmosphère non brumeuse, il est impossible de distinguer parfaitement et de dire quelle est la couleur du feu que l'on voit, s'il est *blanc* ou *vert*, en un mot si le navire que l'on voit vient sur *tribord* ou si c'est un navire à vapeur. En discutant les circonstances qui peuvent déterminer les hésitations fréquentes que l'on observe sur l'interprétation des signaux, M. Caffarena n'oublie pas de signaler le daltonisme et il consacre un chapitre entier à examiner cette cause nouvellement indiquée, de collision sur mer. Il analyse très-exactement les mémoires publiés par Féris et par moi, et il adopte complètement les mesures sanitaires que nous avons proposées soit en vue du daltonisme naturel, soit en vue du daltonisme accidentel ; il constate une fois de plus que la visite pour les couleurs a été faite dans notre pays aussitôt qu'elle a été conseillée par George Wilson et par Potton, et il montre la part qui revient aux publications faites en France, dans l'adoption récente par les gouvernements étrangers, des mesures sanitaires concernant la dyschromatopsie.

III

ARMÉE DE TERRE

Les signaux colorés sont employés aussi dans les armées de terre et leur usage peut devenir plus fréquent depuis que l'on se sert d'armes à tir rapide. Les drapeaux, les guidons, les uniformes, les insignes présentent des couleurs qui ont une signification importante surtout pour marquer des points de ralliement. Il faut donc que les couleurs soient bien distinguées par les chefs et par les militaires qui peuvent avoir à transmettre ou qui doivent observer les signaux.

L'on nous a cité des circonstances où des erreurs d'appréciation de la couleur des uniformes paraissent avoir précipité les uns contre les autres des alliés ou des frères d'armes. Ces faits doivent s'être produits souvent, mais l'on se garde de les rappeler, et l'on peut d'ailleurs accuser d'autres causes que la fausse appréciation des couleurs. En vue des erreurs sur les signaux et des dangers que je viens de signaler, j'ai proposé l'exploration du sens chromatique de tous les militaires et l'inscription sur le livret de chacun d'eux du résultat de cette visite sanitaire. Il m'a été facile de donner la preuve de l'utilité d'une telle mesure.

654 militaires appartenant aux 16ᵉ, 22ᵉ, 23ᵉ, 99ᵉ de ligne et 26ᵉ d'artillerie ont été visités par M. le capitaine Bellecour et par moi, par M. Guillot, licencié en droit, par M. le lieutenant Gallet et M. le docteur Vernial, par M. le sous-lieutenant Lantheaume ; ces visites ont été faites à Lyon, au Mans et à Versailles, à peu près de la même manière par chacun de nous ; nous avons trouvé des erreurs ou de l'hésitation sur les couleurs élémentaires chez 30 militaires sur 100. Il nous serait

facile d'après nos relevés d'établir la gravité relative des cas de daltonisme en particulier ; nous dirons seulement que les cas légers sont en grande majorité. Mais les occasions d'apprendre les couleurs élémentaires sont si fréquentes pour tout le monde que l'ignorance des couleurs à l'âge de vingt ans peut faire supposer chez ceux qui en sont convaincus un certain degré de dyschromatopsie. En conséquence, au point de vue médical tous doivent être classés parmi les daltoniens. J'ai donc proposé le contrôle du sens chromatique dans tous les régiments et les exercices réguliers sur les couleurs.

Si la proportion de 30 0/0 est exacte, et il y a lieu de le croire puisqu'elle a été relevée par six observateurs dans des garnisons différentes, l'on peut assurer que chaque année, en ne parlant que de l'armée active, l'on pourrait facilement apprendre à 30,000 jeunes gens les couleurs élémentaires. Ces 30,000 soldats rentrés dans leurs foyers donneraient autour d'eux le bon exemple et seraient des agents très-utiles pour combattre l'ignorance des couleurs.

Il faut attaquer par tous les points cette forme de l'ignorance publique ; elle affecte en ce moment plus de 3,000,000 de personnes dans notre pays. C'est dans l'armée que se recrutent en grande partie les employés des chemins de fer et ceux de beaucoup d'administrations de l'Etat. Il suffirait de faire savoir dans les régiments que la notion exacte des couleurs est exigée dans toutes les carrières recherchées par les anciens militaires pour attirer d'une manière efficace l'attention des intéressés.

Je dirai en passant que les couleurs vives des uniformes doivent exercer sur le sens chromatique d'un certain nombre de soldats une influence curative. Nous avons en effet rencontré un bien plus grand nombre de daltoniens chez les jeunes soldats que parmi les anciens, et nos relevés sur les candidats du chemin de fer n'ont jamais atteint le chiffre de

30 O/O. Ne devons nous pas rapporter aussi à l'influence de l'uniforme la faible proportion de daltoniens pour le *rouge* que nous avons toujours signalée comme très-inférieure à celle des erreurs constatées sur le *vert*, le *bleu* ou le *violet* ?

IV

INDUSTRIE, COMMERCE

Dans les professions industrielles qui s'exercent sur les objets colorés, beaucoup de personnes ont eu des déceptions pour avoir négligé d'éprouver leur sens chromatique au début de leurs études spéciales ; il s'est fait beaucoup de malfaçons imputables au daltonisme, et un grand nombre de personnes ont dû changer de profession. Nous aurons l'occasion de suivre les progrès du sens chromatique et d'étudier son hygiène particulièrement dans les ateliers de teinture ; nous pouvons dès aujourd'hui constater que la visite des couleurs au début de la carrière offre de très-grands avantages très-bien appréciés par M. Marnas, le savant chimiste qui dirige un de nos plus importants ateliers.

Les discussions qui se produisent souvent entre ouvriers et contre-maîtres sur la valeur de telle ou telle teinture ne me paraissent pouvoir être terminées d'une manière avantageuse que par l'exploration attentive par une troisième personne du sens chromatique des deux parties en désaccord ; et il ne faut pas oublier que les malfaçons imputables aux altérations permanentes ou accidentelles du sens chromatique se chiffrent par 2 O/O de perte dans les ateliers de teinture. Il se produit par la fixation prolongée du regard sur les couleurs vives une

altération de la vue notée et évaluée dans le *Traité* de
M. Chevreul sur le contraste des couleurs.

Puisque j'ai prononcé ce nom si cher à la science, je dois
rappeler ici qu'en 1842 et en 1843, l'illustre professeur vint à
Lyon et fit plusieurs leçons sur l'emploi industriel des couleurs. Ces leçons furent publiées par la Chambre de commerce
sous le titre de *Théorie des effets optiques que présentent les
étoffes de soie*. Il n'est pas douteux que le passage à Lyon de
M. Chevreul n'ait exercé la plus heureuse influence sur la
fabrication des étoffes de soie et sur les procédés usités par
nos meilleurs fabricants.

Je n'insisterai pas sur cette partie, cependant très-impor-
tante de mon sujet, je retiens seulement ce fait que tous ceux
qui se destinent à la fabrication ou au commerce des étoffes
doivent être visités pour les couleurs au début de leur
carrière ; que ceux dont l'aptitude est reconnue doivent former
leur sens chromatique à l'aide d'exercices réguliers sur les
couleurs, tandis que ceux dont le sens chromatique est par
trop défectueux doivent en temps utile se destiner à des
vocations en rapport avec leurs dispositions naturelles.

V

PEINTURE

Ceux qui pensent que le daltonisme est incurable, et je dois
dire que la plupart des oculistes professent cette opinion,
présentent comme l'un de leurs principaux arguments le fait
qu'un grand nombre de peintres ont été ou sont daltoniens.
Comment expliquez-vous , disent-ils, si la dyschromatopsie se

guérit par l'exercice, que les peintres qui font un usage jour-
nalier des couleurs et qui peuvent savoir par des indications
accessoires le nom de ces couleurs, persistent dans leur fausse
appréciation ? Le cas est embarrassant il est vrai. Examinons
cependant quelques faits. J'ai interrogé plusieurs peintres
affectés gravement de daltonisme, l'un d'eux, M. C..., dessi-
nateur de fabrique, ne s'est aperçu de la fausse appréciation
des couleurs dont il est affecté que vers l'âge de dix-sept ans
après quatre ans d'étude du dessin. Il venait de copier un
raisin *rouge*, et pour le reproduire il avait employé l'encre de
Chine ; le professeur constata l'erreur simplement sans fournir à l'élève les moyens de redresser son jugement, et l'élève
se croyant affecté d'un mal incurable se borna dès lors à
demander conseil à ses voisins, quant il avait des doutes sur
les couleurs qu'il voulait employer.

M. L..., auteur des deux tableaux que j'ai l'honneur de vous
présenter, ne distingue pas habituellement bien le *rouge* et
confond souvent le *vert* avec le *violet ;* il ne se souvient pas
bien à quelle époque il a constaté sa chromatopseudopsie, mais
j'ai lieu de croire que pendant longtemps, lorsqu'il commettait
des erreurs sur les couleurs, il imputait ces erreurs à ceux qui
osaient les lui faire apercevoir. Comme de bonne heure, par la
culture de son intelligence élevée il s'est trouvé de beaucoup
au-dessus de son entourage, il a été peu critiqué et sans doute
il n'a demandé conseil à personne, et personne n'a eu l'idée
de relever les défauts de ses aquarelles, très-remarquables
d'ailleurs par la perfection du dessin et l'harmonie de la com-
position. Ainsi a dû se passer pour lui le moment opportun des
exercices réparateurs d'un sens chromatique congénitalement
affecté d'une manière très-grave. Toutes nos observations
s'accordent à démontrer que le daltonisme grave ne se guérit
point par la seule volonté, par la seule attention du malade, il
faut, dans ce cas, le secours d'un sens chromatique normal,

qui par des soins méthodiques, en commençant par le commencement, ramène petit à petit et par des exercices gradués un sens chromatique faible ou désorienté, vicié par excès ou par défaut de sensibilité, à des appréciations conformes à celles du plus grand nombre. Ce résultat s'obtient moins difficilement chez les jeunes sujets. L'on a cité comme n'ayant pas eu la notion exacte du *violet* l'illustre Delacroix et le peintre Hesse. Ce dernier, portraitiste de talent, avait reproduit d'une manière très-heureuse les traits de Mlle B..., une de mes clientes, et lorsque M. B.., se présenta chez le peintre pour régler ses honoraires, il crut pouvoir lui faire observer que son œuvre était très-belle, mais que le tableau avait une teinte violette générale étrangère au modèle. Hesse se fàcha, voulut refuser l'argent qu'on lui offrait et reprendre sa toile. Le graveur Soumy, prix de Rome, s'aperçut tardivement et après avoir fait une vache *verte* de l'état très-défectueux de son sens chromatique.

Ont-ils bien la notion de la valeur des couleurs ces peintres de talent b   connus à Lyon?... l'un fait des tableaux bleuâtres qui semblent être éclairés par une éclipse, un deuxième fait dominer le *jaune* dans toutes ses toiles, fort remarquables d'ailleurs, un troisième use trop largement du *vert* et un quatrième du *violet ;* ils n'ont certainement pas, les uns et les autres, la notion exacte des couleurs dont ils usent avec tant de profusion. Il peut arriver aussi que plusieurs se complaisent dans ces exagérations comme dans un nouveau genre.

Un de nos amis, artiste de talent et très-instruit, M. C. L..., membre de la Commission des Amis-des-Arts, assure qu'il a vu très-souvent dans nos expositions des tableaux présentant des défauts très-apparents et imputables à la fausse appréciation des couleurs ; ces tableaux, souvent provoquaient l'admiration d'un groupe d'amateurs chez lesquels l'on pouvait supposer l'existence d'une anomalie visuelle analogue à celle dont les peintres eux-mêmes étaient affectés. Nous ferons d'ailleurs observer, au sujet des peintres et des personnes instruites chez lesquelles le daltonisme persiste malgré les occasions incessantes qu'elles ont de réformer leur jugement, que l'on peut avoir beaucoup de talent, du génie même, et ne pas avoir le sens commun.

Une longue expérience m'a démontré que les personnes instruites se décident difficilement à commencer par le commencement les exercices qui peuvent favoriser leur guérison.

VI

MÉDECINE

George Wilson comptait la profession médicale parmi celles qu'un daltonien ne doit pas exercer. J'aurai l'occasion de m'occuper des médecins au sujet de la médecine légale. Il y a quelques daltoniens parmi les médecins, mais il ne m'appartient pas de critiquer ici d'excellents confrères qui d'ailleurs sans doute sont daltoniens parce que l'on ne peut pas être parfait. Potton, vers 1854, fut commis pour examiner un ouvrier à qui son patron reprochait des malfaçons et qu'il accusait de mauvaise volonté. Potton constata chez cet ouvrier le daltonisme et déposa dans ce sens. Le tribunal consulaire d'une ville voisine ne tint pas compte de son avis et rendit un jugement contraire à l'équité.

Plus heureux notre excellent collègue, M. le Dr Passot a eu depuis l'occasion, en sa qualité de médecin du Conseil des Prud'hommes, de faire prévaloir son avis quand il a pu constater le daltonisme chez les ouvriers ou chez les apprentis qu'il était chargé d'examiner.

VII

ÉCOLES

Quelle conduite a-t-on jusqu'à présent tenue vis-à-vis des daltoniens?

Dans la famille on s'est moqué d'eux le plus souvent. Ce sont les sœurs et les tantes qui sans pitié les ont tournés en ridicule, tandis que les mères se taisaient honteuses d'avoir mis au monde des êtres incomplets ou disgraciés. A l'école on a souvent puni les daltoniens, et des discussions, des rixes même se sont produites pour un désaccord sur la dénomination d'un objet coloré.

Je puis dire qu'ayant interrogé des centaines de daltoniens je n'en ai pas trouvé un seul qui m'ait dit avoir rencontré quelqu'un qui lui soit venu en aide en lui donnant le plus simple conseil.

J'avais été depuis bien longtemps préoccupé de ces faits, j'avais éprouvé, je l'ai dit, une grande contrariété à refuser l'accès des chemins de fer à des daltoniens qui s'étaient préparés par des études spéciales en vue de cette carrière, et j'avais pensé qu'il était nécessaire que de bonne heure dans les écoles primaires surtout, l'attention de chacun fut appelée sur les couleurs, afin que les élèves mal doués fussent mis à même de choisir une profession qui ne réclamât pas d'eux une exacte appréciation des couleurs. Je me rendis dans plusieurs écoles et je constatai l'ignorance des couleurs chez un si grand nombre d'élèves, qu'il ne me fut pas possible d'admettre que tous fussent atteints d'une manière définitive. Je donnai donc aux instituteurs le conseil d'exercer régulièrement ces enfants, et il arriva que presque tous furent amenés en peu de temps à la connaissance exacte des couleurs fondamentales. Depuis cinq ans ces principes ont été appliqués dans un grand nombre d'écoles ; j'ai des renseignements précis sur dix-neuf écoles de filles ou de garçons, et les résultats favorables des exercices méthodiques ne se sont démentis nulle part. Je sais que les examens et les exercices sur les couleurs sont usités dans plusieurs autres écoles, mais je n'ai des notes exactes que sur le nombre que je viens de rappeler.

Les professions diverses ont une influence évidente sur le sens des couleurs ; celle que j'ai pu noter confirme l'opinion que j'ai émise sur la possibilité de guérir le plus grand nombre des daltoniens ; mais il serait très-intéressant d'être fixé sur l'action que peuvent avoir des professions telles que celles de mineur, de verrier, de forgeron ou de fondeur. Les ouvriers forgerons ou fondeurs que j'ai jusqu'à ce jour examinés n'ont présenté rien de particulier ; ils n'étaient pas en assez grand nombre pour qu'il me soit possible d'exprimer dès maintenant une opinion à ce sujet, mais l'influence des habitudes n'est pas douteuse ; nous avons pu la faire ressortir dans une statistique publiée récemment (*Gazette hebdomadaire de Médecine et de Chirurgie*, n° 41, 1877). Si l'observation dans les écoles nous a donné des résultats très-concluants et tout à fait favorables à l'éducation méthodique du sens chromatique, si la comparaison établie entre les professions a démontré dans une certaine mesure l'influence du milieu et des habitudes sur les progrès de la notion des couleurs, de nombreux exemples ont témoigné aussi de ce fait que dans un grand nombre de cas les efforts personnels et les conditions extérieures en apparence favorables ne suffisent pas à permettre aux personnes d'acquérir seulement le minimum nécessaire de notion des couleurs ; nous avons alors insisté sur l'efficacité d'un secours étranger fourni par un sens chromatique normal.

Ici se placent naturellement les chiffres que j'ai relevés à la Charité en 1875 sur 223 vieillards ; 104 hommes et 119 femmes.

Sur 104 hommes, 25 ont présenté de l'hésitation ou des erreurs sur une ou plusieurs couleurs fondamentales. Chez les 119 femmes, je n'ai relevé que des erreurs insignifiantes ou de l'hésitation sur le *violet* chez 0 d'entre elles, tandis que toutes ont parfaitement dénommé sans erreur et sans hésitation le *rouge*, le *jaune*, le *vert* et le *bleu*.

Les femmes conservent donc sur les hommes, au point de vue de la notion des couleurs, la supériorité qu'elles ont dès l'âge de 8 ans, jusqu'à la fin de la vie.

J'ai constaté aussi que l'éducation du sens chromatique se fait au hasard, même pour les personnes destinées à des professions spéciales.

J'ai dû afin de ne pas lasser votre attention abréger autant que possible plusieurs divisions du sujet que j'avais à traiter devant vous.

J'ai tâché de rappeler les conditions principales qui se présentent dans l'exploitation des chemins de fer eu égard aux signaux colorés.

Je crois avoir rendu évidente la nécessité d'éliminer les agents qui ne sont pas doués d'un sens chromatique normal ou suffisamment exercé ; j'ai particulièrement insisté à cause même du nombre assez grand de cas de daltonisme accidentel observés jusqu'à ce jour, sur l'opportunité d'un contrôle périodique et fréquent du sens chromatique de certains agents, en un mot sur les précautions sanitaires commandées par les connaissances actuellement acquises sur le daltonisme.

Abordant avec le secours du docteur Féris, l'étude de la dyschromatopsie dans ses rapports avec la navigation, je crois avoir prouvé que cette étude intéresse au plus haut point la marine, et que le daltonisme nécessite surtout pour la marine marchande des précautions bien plus étendues et plus sévères encore que sur les voies ferrées. Nous avons cité l'opinion conforme de deux hommes très-compétents. S'il est évident et prouvé par de nombreux exemples que des collisions, des abordages trop fréquents ont eu lieu en mer par le fait du daltonisme, il est vrai aussi que dans plusieurs circonstances, des erreurs d'appréciation des couleurs des uniformes et des insignes ont été de même que les erreurs sur les signaux qui ont pu se produire, cause d'engagements sanglants entre des alliés ou des soldats de la même armée ; j'ai dû en conséquence signaler la nécessité d'étendre à l'armée de terre la visite sanitaire des couleurs. J'ai à ce sujet surtout insisté pour faire admettre les exercices méthodiques qui pourraient débarrasser chaque année 30,000 jeunes gens d'une ignorance des couleurs ou d'une dyschromatopsie gênantes.

Les arts industriels, les professions qui s'exercent sur les objets colorés, peuvent retirer de l'étude de la fausse appréciation des couleurs des avantages considérables, et déjà les principes que nous défendons ont été appliqués. Les précautions sanitaires au sujet de ces professions se résument en la visite dans les écoles spéciales et aux débuts des études professionnelles.

Un grand nombre de peintres ont été daltoniens, et, si la pratique journalière des objets colorés n'a modifié chez beaucoup d'entre-eux que d'une manière peu sensible ce défaut de leur vision, nous devons admettre qu'ils étaient gravement affectés et qu'ils ont laissé passer le moment opportun pour mettre leur vue d'accord, et que se croyant incurables, ils n'ont pas entrepris l'étude des couleurs d'une manière rationnelle.

L'examen d'un certain nombre de cas de daltonisme chez les peintres nous a démontré que ces très-intéressants malades n'ont rencontré nulle part les conseils qui auraient pu remédier dans une large mesure ou défaut de leur vision ; j'ai seulement indiqué les rapports du daltonisme avec la médecine légale. En dernier lieu j'ai rappelé brièvement les résultats des visites que j'ai faites dans un grand nombre d'écoles et les effets des exercices sur les couleurs. J'ai dit que presque tous les enfants soumis à ces exercices ont pu se mettre d'accord sur la dénonciation et sur la connaissance exacte des couleurs élémentaires ; que c'est dans les écoles primaires surtout qu'il faut attaquer le daltonisme. Adoptant pour déterminer l'existence et le degré de cette maladie une classification médicale, c'est-à-dire une classification établie en vue du traitement, j'ai maintenu les propositions que j'ai déjà très-souvent énoncées, j'ai déclaré que ma conviction est que le daltonisme peut être toujours combattu avec un succès relatif chez les jeunes sujets, et, je mets en fait que, si la lutte est soutenue contre cette maladie si répandue, à coup sûr, l'on parviendra dans un avenir assez prochain à développer par l'hérédité des aptitudes qui sont reconnues comme tributaires de son influence.

Je pense qu'il est utile de faire entrer dès maintenant dans le domaine public les propositions suivantes :

1° Le daltonisme réside dans l'ignorance ou dans la confusion des couleurs;

2° Il y a en France plus de 3,000,000 de personnes affectées de daltonisme;

3° Le nombre des femmes atteintes est à celui des hommes environ dans la proportion de 1 à 10;

4° 9 cas de daltonisme sur 10 peuvent être facilement guéris chez les jeunes sujets ;

5° Le meilleur moyen de traitement consiste actuellement dans un exercice méthodique sur les objets colorés;

6° Les femmes dans la famille doivent avoir soin de développer le sens chromatique des enfants, surtout de ceux qui présenteront des erreurs dans la dénomination des couleurs.

Il leur sera recommandé de ne point tourner en ridicule les daltoniens.

7° A l'avenir, personne ne pourra être admis dans le service des chemins de fer, dans la marine, dans les écoles de peinture sans avoir subi la visite des couleurs ;

8° L'ignorance des couleurs ne peut pas exempter du service des armées de terre et de mer, mais les daltoniens ne pourront jamais être chargés d'un service se rapportant aux signaux colorés.

Des exercices réguliers sur les couleurs seront institués dans la marine et dans l'armée de terre.

9' Des examens et des exercices sur les couleurs seront établis dans toutes les écoles.

L'admission de ces mesures sanitaires permettrait à coup sûr d'éviter un grand nombre d'accidents de chemins de fer, de sinistres maritimes, de pertes industrielles, de malfaçons de toute espèce, et l'on peut assurer que par ce moyen le daltonisme congénital tendrait à disparaître rapidement du cadre nosologique.

Je souhaite, Messieurs, que les opinions que je viens d'exposer soient appréciées par vous comme étant l'expression d'un grand nombre de faits que j'ai depuis longtemps observés d'une manière attentive, et eu égard aussi au lieu même où elles vous sont communiquées, ainsi qu'à l'agrément qu'elles ont obtenu de votre éminent professeur.

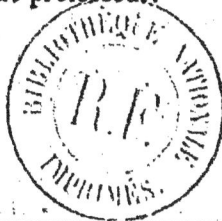

Lyon.— Imp. du Salut Public.— Bellon, r. de Lyon, 33.

DU MÊME AUTEUR

SUR LE MÊME SUJET

1873. — **Réforme des employés de chemins de fer affectés de daltonisme.** — Lu au Congrès de Lyon de l'Association française pour l'avancement des sciences, et *Lyon Médical*.

1874. — **Recherches cliniques sur le daltonisme; du traitement.** Lu au Congrès de Lille de l'Association française pour l'avancement des sciences, et *Lyon Médical*.

1875. — **De la dyschromatopsie traumatique.** Société nationale de médecine, et *Lyon Médical*.

1875 et 1876. — **De la dyschromatopsie dans ses rapports avec l'état militaire.** Mémoire présenté au Conseil de santé des armées.

1375 et 1876. — **De la dyschromatopsie dans ses rapports avec la navigation.** — Mémoire présenté à la Société nationale de médecine de Marseille, et *Marseille Médical*.

1875 et 1876. — **Recherches cliniques sur le daltonisme.** — Mémoire présenté à l'Académie des Sciences. Lu à la Société de Médecine de Lyon (inédit).

1876. — **Résumé des Mémoires précédents.**

1876. — **Du daltonisme dans ses rapports avec la navigation.** Société de Médecine de Lyon et *Lyon Médical*.

1877. — **Le traitement du daltonisme dans les écoles.**

1877. — **Recherches cliniques sur le daltonisme ; éléments de statistique.** Congrès du Havre de l'Association française pour l'avancement des Sciences, et *Gazette Hebdomadaire*, nº 41 de 1877.

1878. — **Le traitement du daltonisme chez l'enfant et chez l'adulte.**

Lyon. — Imprimerie du Salut Public. — Bellon, r. de la République, 33.

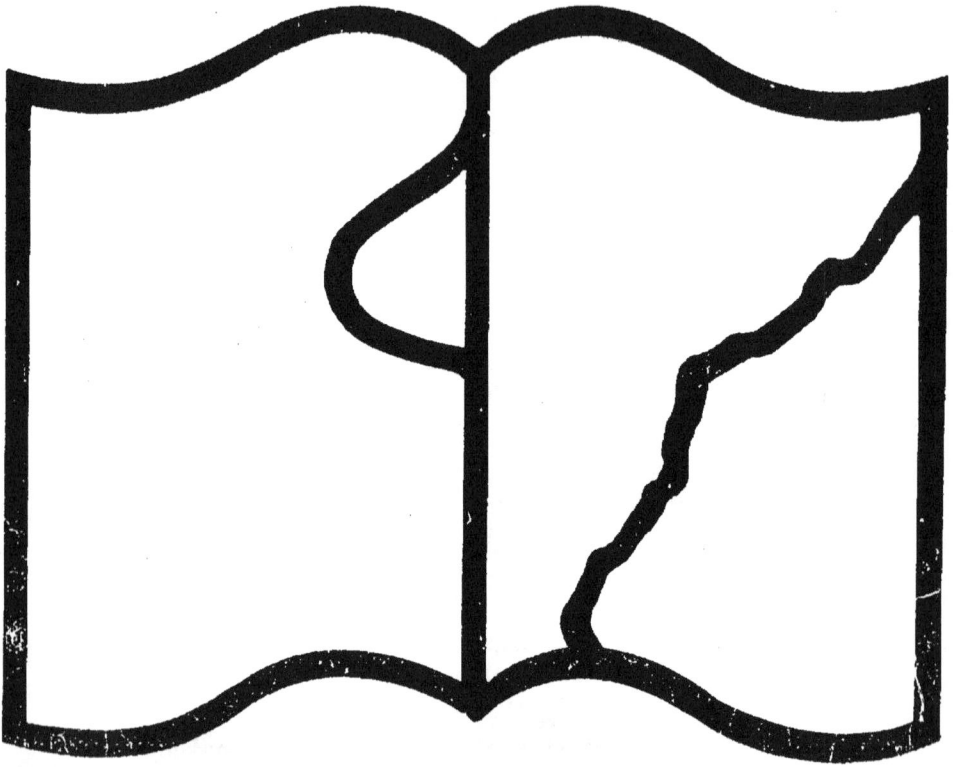

Texte détérioré — reliure défectueuse

NF Z 43-120-11

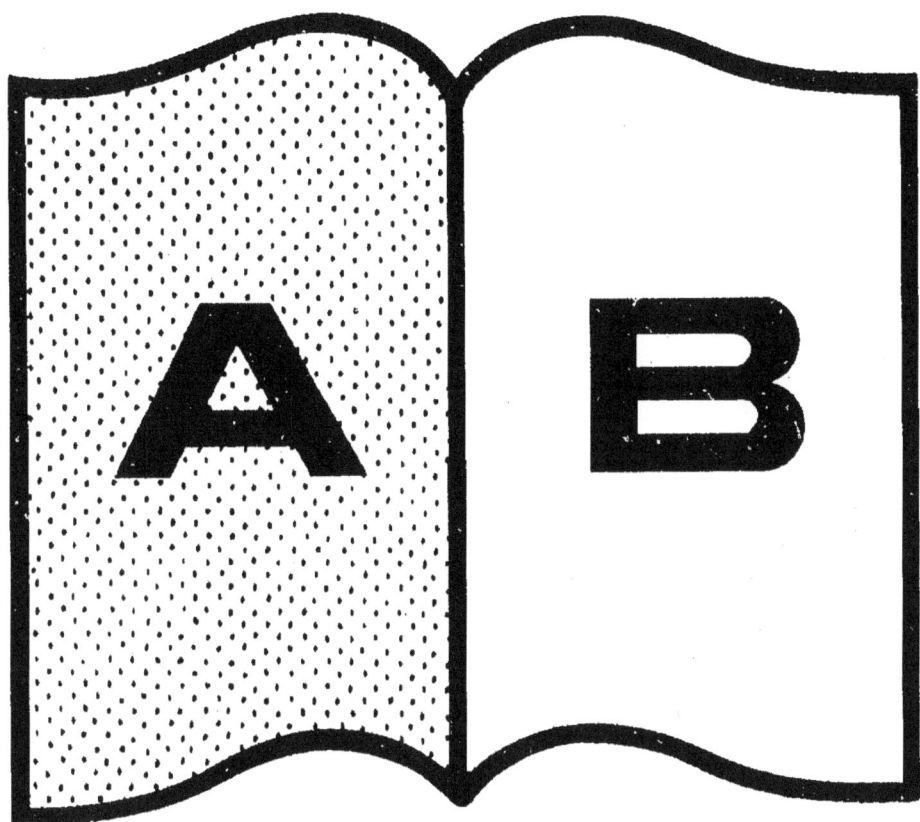

Contraste insuffisant

NF Z 43-120-14

www.ingramcontent.com/pod-product-compliance
Lightning Source LLC
Chambersburg PA
CBHW060505210326
41520CB00015B/4105

* 9 7 8 2 0 1 9 5 3 6 0 8 4 *